Marwa Gargouri
Hela Gargouri
Tlil Ahmed

Infeção por Covid-19 entre os profissionais de saúde em Gabès

Infeção por Covid-19 entre os profissionais de saúde em Gabès

Marwa Gargouri
Hela Gargouri
Tlil Ahmed

Infeção por Covid-19 entre os profissionais de saúde em Gabès

Estudo clínico-biológico da infeção por Covid-19 nos profissionais de saúde do hospital universitário de Gabés

Imprint

Any brand names and product names mentioned in this book are subject to trademark, brand or patent protection and are trademarks or registered trademarks of their respective holders. The use of brand names, product names, common names, trade names, product descriptions etc. even without a particular marking in this work is in no way to be construed to mean that such names may be regarded as unrestricted in respect of trademark and brand protection legislation and could thus be used by anyone.

Cover image: www.ingimage.com

This book is a translation from the original published under ISBN 978-620-6-71227-5.

Publisher:
Sciencia Scripts
is a trademark of
Dodo Books Indian Ocean Ltd. and OmniScriptum S.R.L publishing group

120 High Road, East Finchley, London, N2 9ED, United Kingdom
Str. Armeneasca 28/1, office 1, Chisinau MD-2012, Republic of Moldova, Europe
Printed at: see last page
ISBN: 978-620-7-61553-7

ÍNDICE

INTRODUÇÃO

O coronavírus 2019 (COVID-19) é uma doença infecciosa causada pelo vírus SARS-COV-2 identificada pela primeira vez na China em 7 de janeiro de 2020. Os primeiros casos foram registados desde 31 de dezembro de 2019 na cidade de Wuhan [1]. Em 30/01/2020, a Organização Mundial de Saúde (OMS) declarou a epidemia de SARS-COV-2 uma emergência de saúde pública de âmbito internacional [2]. Em seguida, após a rápida propagação e a aceleração do número de casos em todo o mundo, a OMS declarou oficialmente o surto de COVID-19 como uma pandemia em 11 de março de 2020 [3]. [3].

A infeção pelo SARS-COV-2 é uma doença polimorfa. A maioria das pessoas infectadas com a COVID-19 apresentará apenas sintomas ligeiros ou moderados e recuperará sem qualquer tratamento específico, mas algumas ficarão gravemente doentes e necessitarão de cuidados médicos. Com o aumento do número de casos de infeção em todo o mundo, a COVID-19 tornou-se o assunto mais falado atualmente. Com efeito, quando olhamos para as pessoas afectadas por esta pandemia, verificamos que os trabalhadores do sector da saúde ocupam o primeiro lugar, como a população de trabalhadores com maior risco de desenvolver uma infeção devido à sua exposição profissional. Em todo o mundo, os profissionais de saúde têm sido particularmente afectados pela COVID-19. Na China, 3,8% dos casos ocorreram entre os profissionais de saúde, em comparação com 18% em França, 17% no Ontário, 16% em Espanha e nos Estados Unidos e 12% em Itália e na Alemanha. No Quebeque, em 14 de junho de 2020, 13 581 (25%) dos 54 054 casos confirmados no Quebeque foram identificados como TdeS. [4]

Na Tunísia, o primeiro caso foi o de um homem que chegou de Itália em 27 de fevereiro de 2020 e foi hospitalizado em 3 de março de 2020. Até 10 de maio de 2022, tinham sido registados 396 000 casos positivos de COVID-19 na Tunísia, incluindo 1 515 mortes [5].

Os profissionais de saúde têm um risco mais elevado de infeção por coronavírus do que a população em geral. É por isso que nos concentrámos nestes trabalhadores, limitando o nosso estudo ao Hospital Universitário de Gabès.

OBJECTIVOS DA INVESTIGAÇÃO

Para levar a cabo este trabalho, foram definidos os seguintes objectivos:

• Estudar a epidemiologia e as características da infeção por SARS-COV2 nos profissionais de saúde do Hospital Universitário de Gabés.

• Descrever a gestão das medidas de proteção e a sua utilização pelo pessoal de saúde

• Apresentar algumas soluções para evitar, no caso de uma nova vaga, os constrangimentos encontrados durante as crises anteriores.

MATERIAIS E MÉTODOS

I. Pesquisar citação :

Trata-se de um estudo descritivo transversal que incluiu o pessoal de saúde do hospital.Universidade de Gabes. No decurso deste estudo, os membros entrevistados responderam ao nosso questionário de forma pessoal e anónima.

II. Ambiente e período de estudo :

Este estudo foi realizado no Hospital Universitário de Gabès durante os meses de abril e outubro. maio de 2022. Os departamentos incluídos no nosso estudo foram os seguintes:

- ▶ Serviço de Pneumologia

- ▶ Departamento de Doenças Infecciosas

- ▶ Serviço de Cardiologia

- ▶ Departamento de medicina

- ▶ Serviço de cirurgia feminina e masculina

- ▶ Serviço de emergência

- ▶ SAMU

- ▶ Radiologia

- ▶ Laboratório

III. A população do estudo :

Para este estudo, seleccionámos uma população de 100 profissionais de saúde que trabalham no Hospital Universitário de Gabes nos serviços mais susceptíveis de estarem em contacto com doentes confirmados ou suspeitos de

Covid_19:

▶ Serviço de emergência: 21

▶ Laboratório:12

▶ Departamento de doenças infecciosas: 11

▶ Serviço de cardiologia: 10

▶ Serviço médico: 10

▶ Serviço de Pneumologia: 9

▶ Radiologia:8

▶ SAMU: 7

▶ Serviço de cirurgia feminina :6

▶ Serviço de cirurgia masculino :6

IV. Critérios de inclusão e exclusão :

1. Critérios de inclusão :

• Pessoal de cuidados com o grau de: médico, enfermeiro, técnico, operário

• Pessoal que trabalha nos serviços de Pneumologia, Doenças Infecciosas, Cardiologia, Medicina, Cirurgia Masculina e Feminina, Urgência, INEM, Laboratório e Radiologia.

• A escolha destes serviços baseou-se no risco significativo de transmissão da COVID-.

19. Inclui o circuito COVID, incluindo o serviço de urgência, o INEM, o serviço de radiologia para tomografia computorizada torácica e o serviço de laboratório para testes COVID-19 e PCR, bem como os serviços de referência para pneumologia, doenças infecciosas, cardiologia, medicina e cirurgia.

2. Critérios de exclusão :

• A recusa declarada por alguns profissionais de saúde.

• Pessoal que trabalha noutros serviços.

• Ausência de alguns funcionários durante o período de estudo.

V. Recolha de dados :

Este estudo foi efectuado através de um questionário composto por 30 perguntas (parte de identificação: composta por 6 perguntas, 4 perguntas abertas e 20 perguntas fechadas) dirigido a 100 profissionais de saúde que trabalham no Hospital Universitário de Gabes.

VI. Processo de recolha de dados :

Deslocámo-nos aos 10 serviços para informar o pessoal potencial sobre o estudo (contexto e objectivos). Em seguida, distribuímos o questionário àqueles que aceitaram participar. Cada membro do pessoal gastou, em média, 15 minutos a responder às diferentes partes do questionário.

VII. Captura e análise de dados :

Os dados são recolhidos manualmente.

Os dados foram introduzidos em equipamento informático (2 computadores), dactilografados no Microsoft Office Word 2007 e processados no Microsoft Office Excel 2007.

Os resultados são apresentados utilizando o Excel e o Word.

<h1 style="text-align:center">ANÁLISE E RESULTADOS</h1>

I. Dados sócio-demográficos :

1. Género :

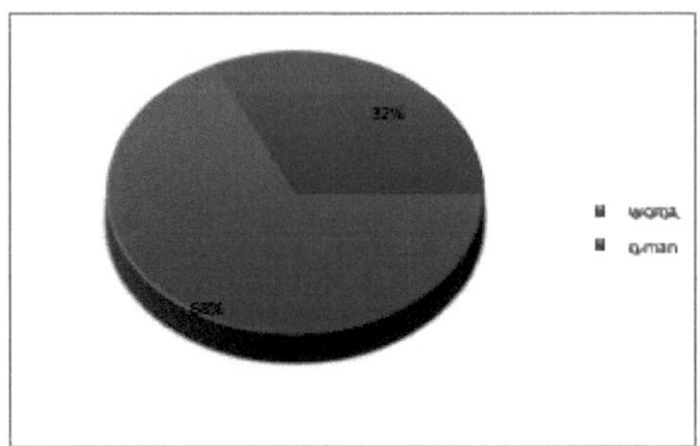

Figura 1: Repartição do pessoal por género

- A maioria da população estudada é constituída por mulheres (68%).

2. Idade :

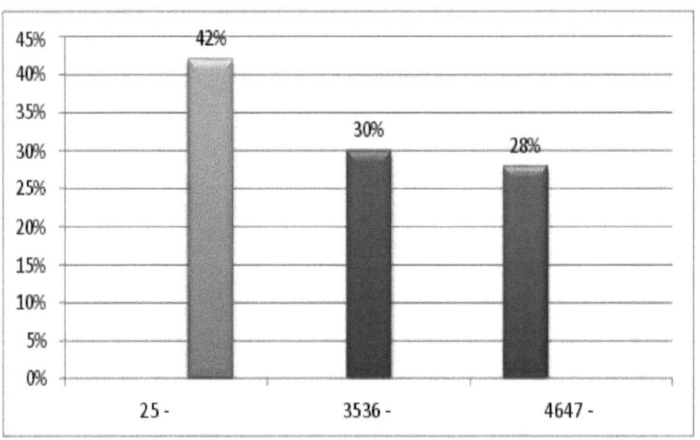

Figura 2: Repartição do pessoal por idade

- A idade dos participantes varia entre um máximo de 57 anos e um mínimo de cerca de 25 anos. Quase metade da população situa-se na faixa etária dos 25-35 anos (42%).

3. História :

Quadro I: Repartição do pessoal por antecedentes

	Força de trabalho	Percentagem
Sem antecedentes	42	42%
História cirúrgica	25	25%
Hipertensão	13	13%
Diabetes	11	11%
Outros	8	8%
Doença pulmonar crónica	4	4%

• Quase metade da população não tinha antecedentes médicos ou cirúrgicos.

4. A profissão :

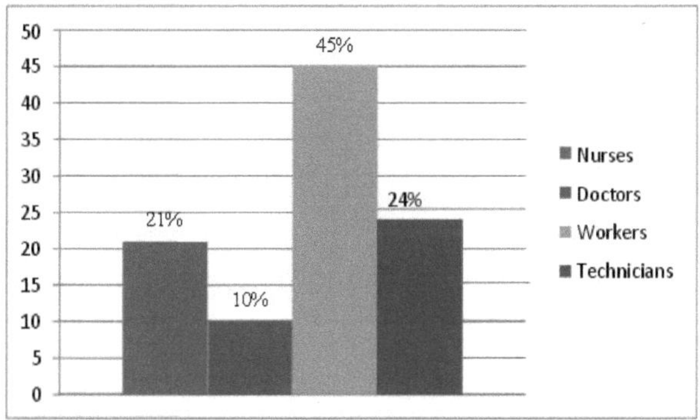

Figura 3: Repartição do pessoal por profissão

• A maioria do pessoal entrevistado era constituída por enfermeiros (45%). Os restantes 24% eram médicos, 21% técnicos e 10% operários.

5. Tempo de serviço :

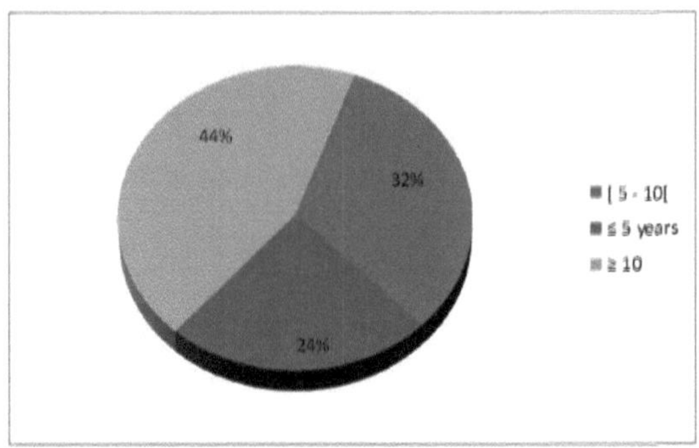

Figura 4: Repartição do pessoal por tempo de serviço

• A maioria do pessoal inquirido (44%) está na empresa há mais de 10 anos.

6. Departamento de trabalho :

Quadro II: Repartição dos efectivos por serviço

Departamento de trabalho	Força de trabalho	Percentagem
Serviço de emergência	21	21%
Laboratório	12	12%
Serviço de doenças infecciosas	11	11%
Serviço de Cardiologia	10	10%
Departamento de medicina	10	10%
Serviço de Pneumologia	9	9%
Radiologia	8	8%
SAMU	7	7%
Cirurgia feminina	6	6%
Cirurgia masculina	6	6%
Total	100	100%

•O pessoal inquirido na nossa população está distribuído por 10 departamentos com níveis de pessoal muito semelhantes.

• A maioria dos participantes trabalhava em serviços de urgência (21%).

II. Experiência e gestão da doença :

1. Historial da doença COVID-19 :

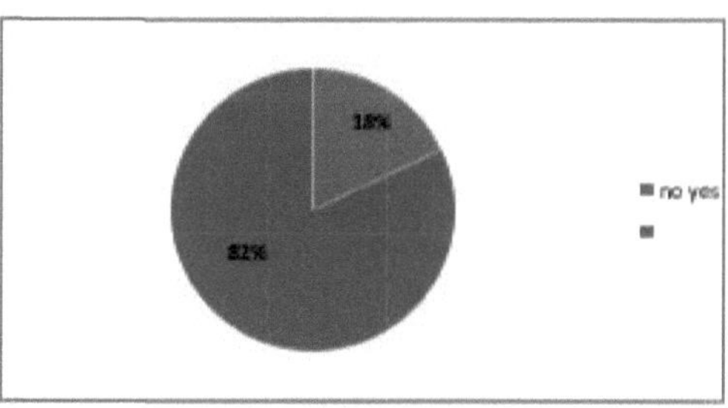

Figura 5: Repartição do pessoal por antecedentes de doença na COVID-19

•No nosso estudo, a maioria da população (82%) contraiu COVID-19.

2. Repartição do pessoal por número de vezes que esteve doente por COVID-19:

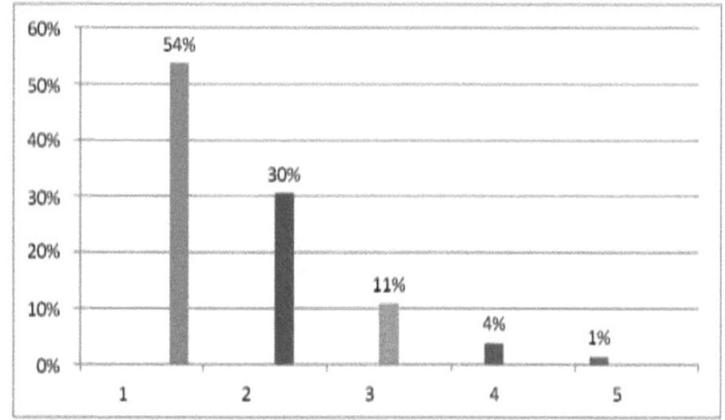

Figura 6: Repartição do pessoal por número de vezes que esteve doente devido à COVID-19

• A maioria dos participantes (54%) foi afetada apenas uma vez pela COVID-19, enquanto 1% foi afetado 5 vezes.

3.   Os sintomas da doença presentes nos participantes :

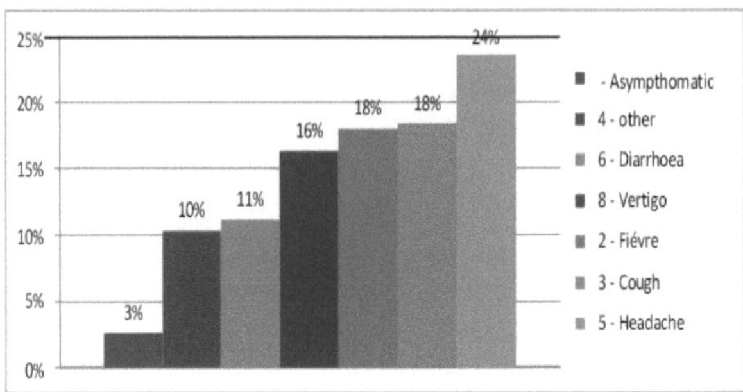

Figura 7: Repartição do pessoal por sintomas desta pandemia

• No nosso estudo, os sinais mais comuns foram a cefaleia (24%) e a tosse e febre (18%). Cerca de 3% dos inquiridos não apresentavam sintomas.

4. O método para confirmar o diagnóstico de infeção por COVID-19 :

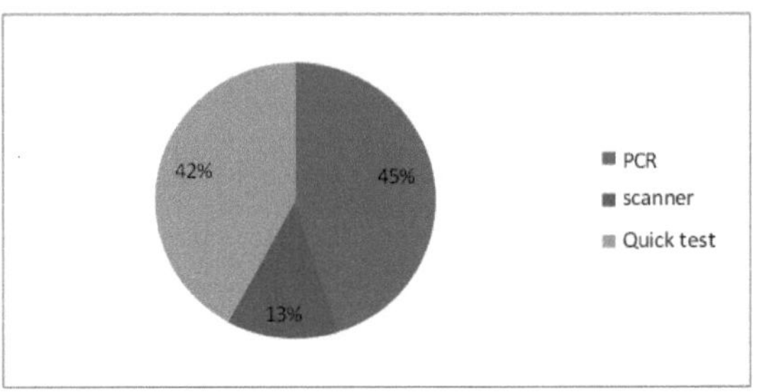

Figura 8: Repartição do pessoal por exame de confirmação da doença

• A confirmação do diagnóstico da infeção por COVID-19 baseou-se essencialmente na PCR (45%) e no teste rápido SARS COV2 (42%).

5. Tipo de consulta :

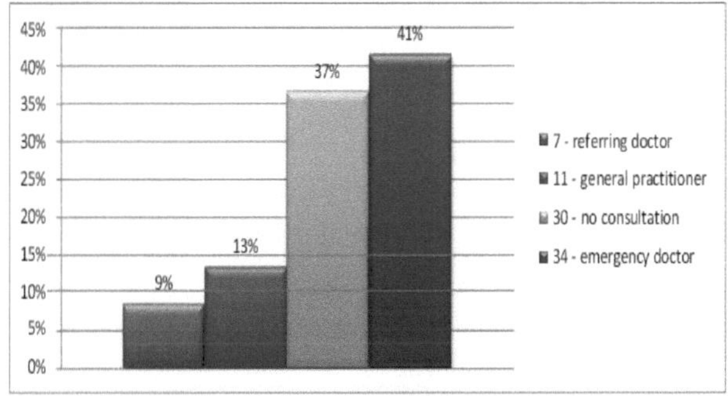

Figura 9: Repartição do pessoal por tipo de consulta

• De acordo com estes resultados, quase metade da população confirmou a infeção através de um médico de urgência (41%).

6. Duração dos sintomas :

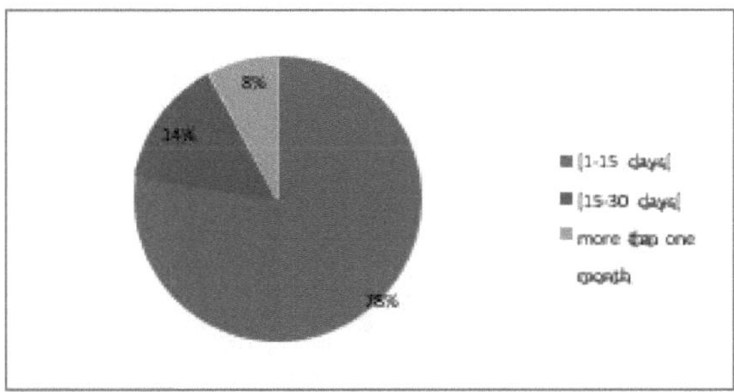

Figura 10: Repartição do pessoal por duração dos sintomas

• A maioria da população estudada (78%) apresentava sintomas persistentes com duração de 1 a 15 dias.

7. Tempo de regresso ao trabalho após infeção com SARS COV2 :

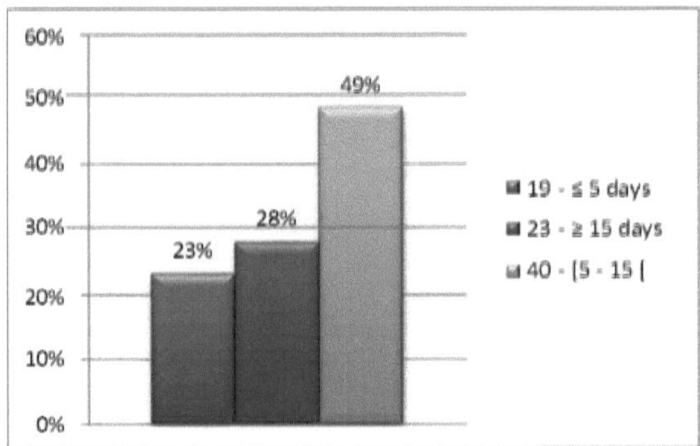

Figura 11: Repartição dos trabalhadores por tempo de regresso ao trabalho

• Para a maioria do pessoal (49%), o tempo necessário para regressar ao trabalho foi de 5 a 15 dias.

8. A persistência dos sintomas da doença após a recuperação :

a. As sequelas da doença :

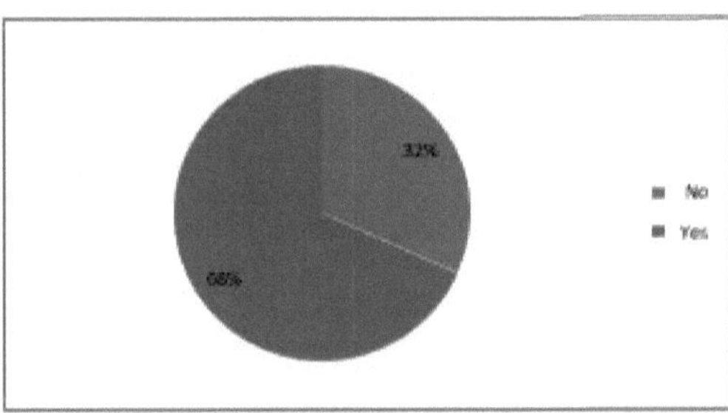

Figura 12: Distribuição do pessoal de acordo com a presença de sequelas.

• No nosso estudo, 68% do pessoal apresentou sintomas após a recuperação.

b. A repartição segundo as diferentes sequelas :

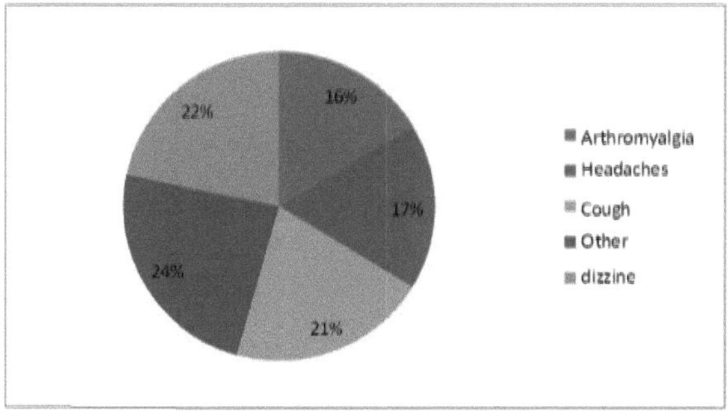

Figura 13: Os diferentes sintomas apresentados após a recuperação.

• Uma percentagem de 68% foi separada para diferentes sintomas, entre os que representavam mais de 41% de um total de 68 pessoas (68% em 100% do pessoal que representava sequelas).

9. A natureza da gestão do quadro clínico :

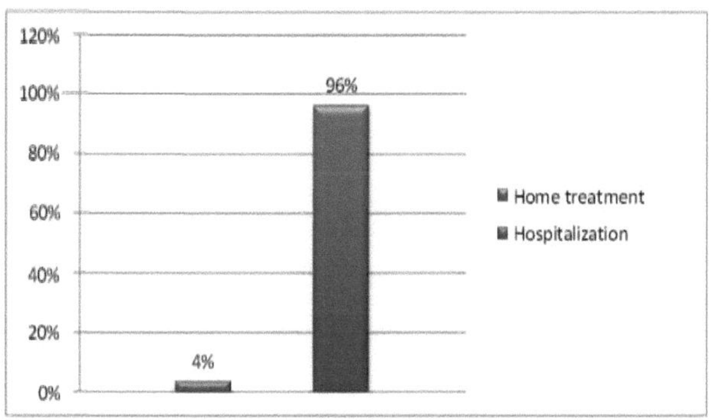

Figura 14: Repartição dos participantes por tipo de cuidados prestados durante a doença

• A maioria da população (96%) foi tratada em casa e apenas 4% dos participantes necessitaram de hospitalização.

10. Conformidade com o confinamento :

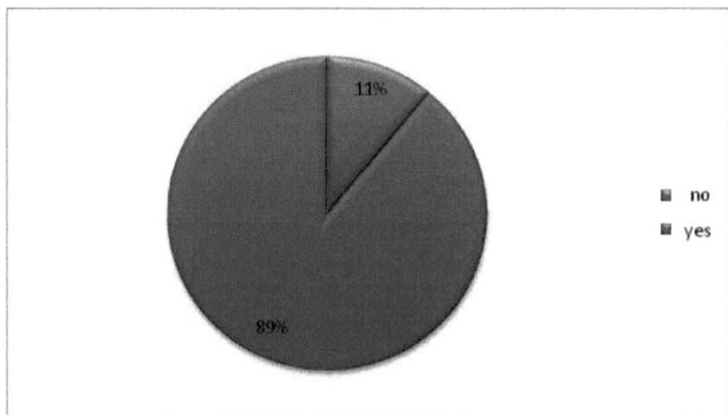

Figura 15: Repartição do pessoal de acordo com o cumprimento dos requisitos de confinamento

• Verifica-se que a maioria do pessoal interrogado (89%) tinha cumprido adequadamente o confinamento.

11. Tipo de tratamento efectuado :

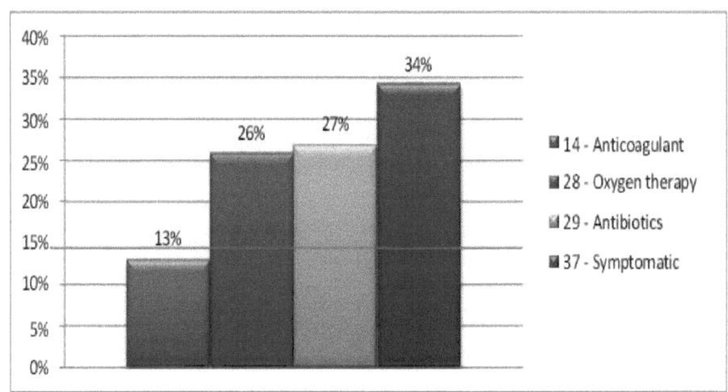

Figura 16: Repartição do pessoal por tipo de tratamento efectuado

• De acordo com estes resultados, todos os tipos de tratamento foram efectuados pelo pessoal, principalmente tratamentos sintomáticos (antipiréticos, analgésicos).

12. O modo de contaminação :

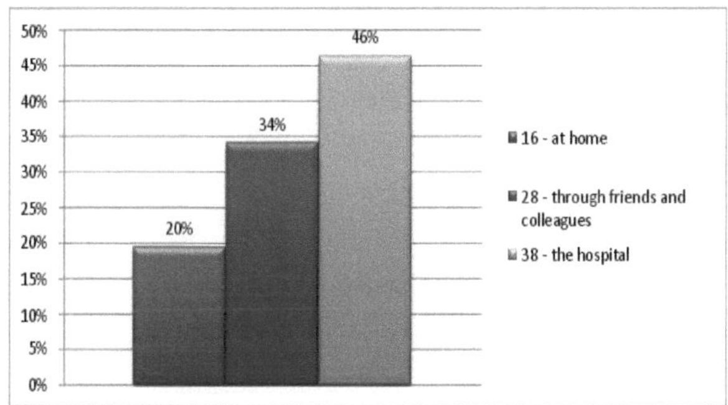

Figura 17: Repartição do pessoal por modo de contaminação

• O modo de contaminação foi principalmente sofrido no hospital (46%).

13. Infeção de um membro da família e/ou amigos colegas) :

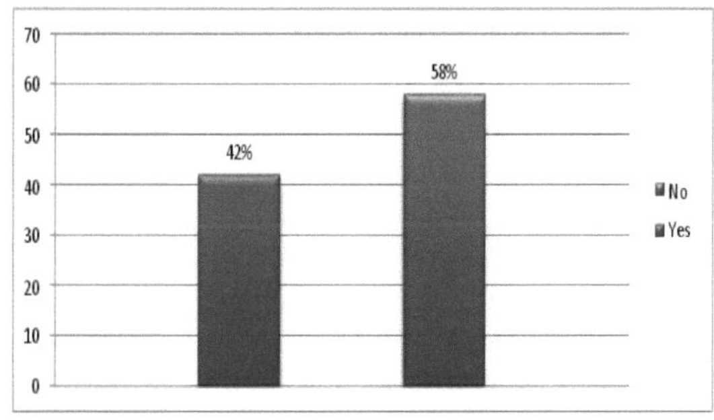

Figura 18: Repartição da população de acordo com a contaminação em contactos próximos

• Quase metade da população (42 pessoas) tinha transmitido a doença aos seus entes queridos.

14. Vacinação contra a COVID -19 :

a. O número de pessoas vacinadas :

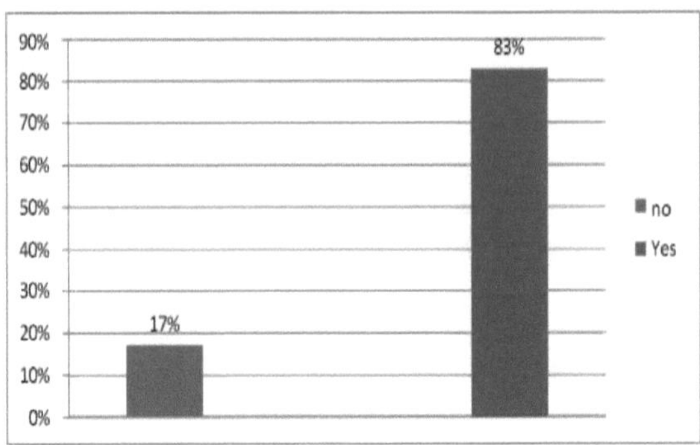

Figura 19: Repartição do pessoal por tipo de vacina contra a COVID-19 tomada.

Mais de dois terços (83%) da população estudada tinha sido vacinada.

b. O tipo de vacina mais comummente utilizado :

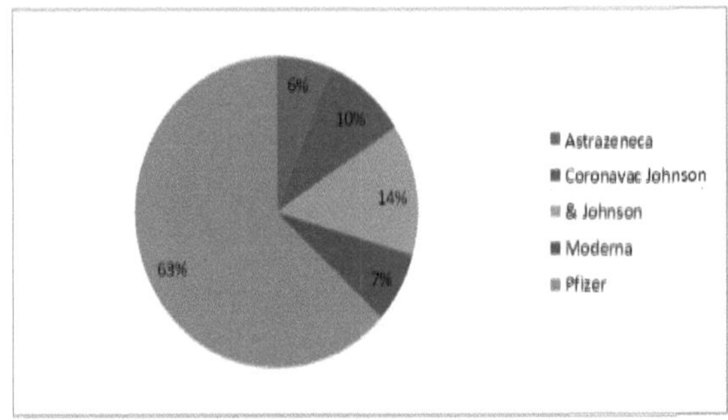

Figura 20: Repartição do pessoal por tipo de vacina

Mais de metade dos participantes tomam Pfizer como vacina contra a covid-19.

15. Distribuição do pessoal de acordo com a presença de mortes causadas pela epidemia de COVID-19 na comitiva dos participantes:

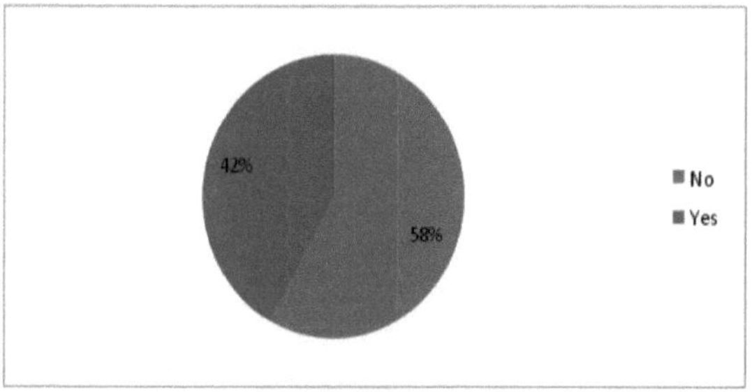

Figura 21: Distribuição do pessoal de acordo com a presença de mortes causadas pela COVID-19 na sua comitiva

- Mais de metade da população (58%) morreu devido à epidemia de COVID-19.

III. Medidas de proteção contra a covid-19 e sua aplicação nos serviços hospitalares :

1. A distribuição das medidas de proteção :

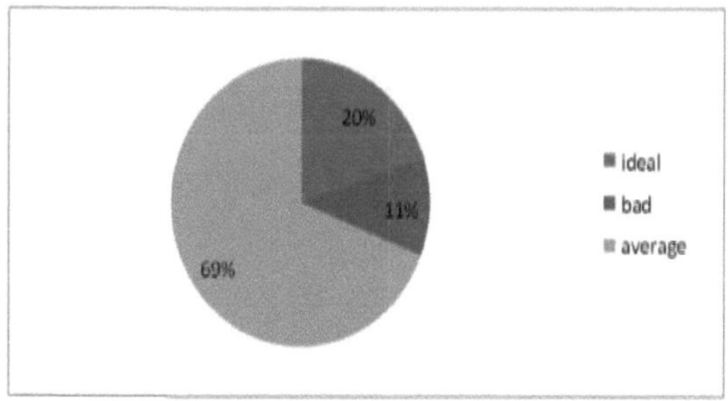

Figura 22: Distribuição das medidas de proteção nos serviços hospitalares

- Dos serviços estudados, 69% tinham uma distribuição média.

2. Tipos de máscaras utilizadas :

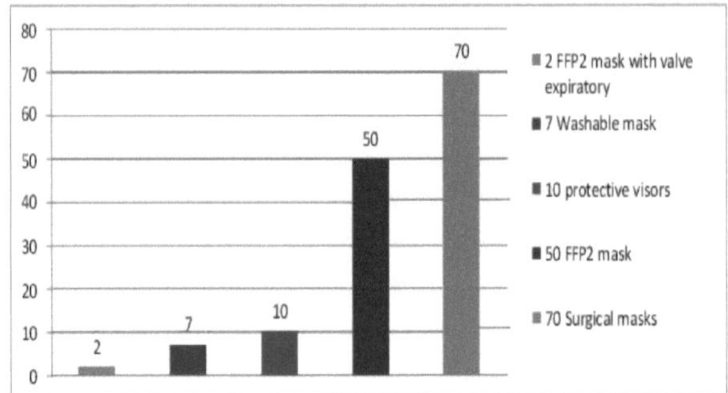

Figura 23: Tipos de máscara utilizados quando se trabalha com doentes

• A maioria do pessoal inquirido (70 em 100) 70% utilizava máscaras cirúrgicas quando trabalhava em contacto com os doentes.

3. O limite máximo de tempo para a utilização de uma única máscara é :

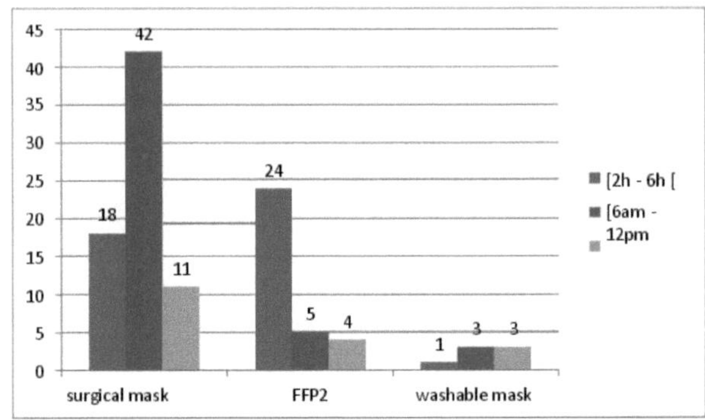

Figura 24: Respostas do pessoal sobre o tempo máximo necessário para utilizar uma única máscara

• No que diz respeito à utilização de máscaras cirúrgicas (o tipo mais utilizado), o atraso máximo para a maioria do pessoal situa-se entre 6 e 12 horas.

• A maioria das pessoas utiliza máscaras FFP2 entre 2 e 6 horas.

• Quanto às máscaras laváveis (o tipo menos utilizado), o pessoal utiliza-as entre um e três dias.

4. Gestos de barreira :

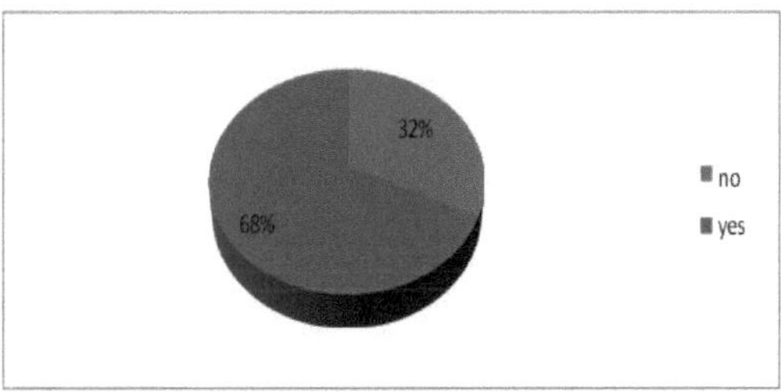

Figura 25: O processo de segurança do serviço e as acções de barreira.

• Sessenta e oito por cento dos serviços seleccionados salientaram medidas de prevenção para o pessoal, os doentes, os prestadores de cuidados e os visitantes.

5. Medidas de proteção :

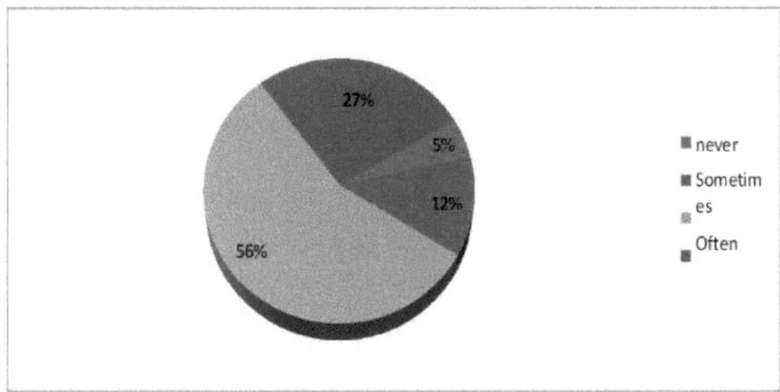

Figura 26: Cumprimento das medidas de proteção dos colegas

• Cinco por cento do pessoal afirmou que os seus colegas nunca usaram máscaras, nem dentro nem fora do hospital.

6. Distribuição no tempo e no espaço :

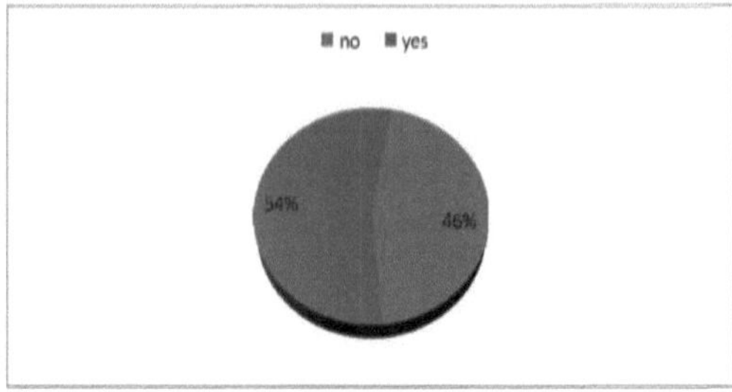

Figura 27: Distribuição do tempo e do espaço no local de trabalho

• Mais de metade dos nossos clientes considera que a atribuição de tempo e espaço é adequada para limitar o congestionamento.

IV. Avaliação das medidas de precaução e do impacto psicológico da covid-19 nos profissionais de saúde :

• De acordo com as respostas do pessoal, os nossos colaboradores nunca deixaram de estar sensibilizados para a necessidade de combater a covid-19 e de tomar as precauções necessárias nas zonas comuns do hospital e nas zonas exteriores ao hospital.

• Existe um impacto psicológico significativo causado por esta pandemia (49% dos participantes confirmam este impacto negativo na sua psicologia).

• Relativamente à vacina, a maioria da população (47%) confirmou que os sintomas se tornaram menos perigosos e mais de metade manteve as suas medidas de barreira mesmo após a vacinação.

1 : não, de modo algum2 : não, de modo algum3 : sim, de modo algum4 : sim, completamente

Quadro III: Avaliação das medidas de precaução e do impacto psicológico da Covid-19 nos profissionais de saúde

	1	2	3	4
As medidas preventivas aplicadas pela	11%	20%	37%	32%
o pessoal de saúde é respeitado nas instalações				
zonas comuns do hospital (sala de repouso, bengaleiro, etc.), buvette).				
Para os doentes que apresentam sintomas	21%	39%	26%	14%
atípico, medidas de proteção contra a covid 19 são respeitados				
O pessoal hospitalar usa ocasionalmente	18%	40%	26%	16%
máscaras em instalações extra-hospitalares (o				
supermercados, restaurantes, etc.)				
Durante esta epidemia, a visita de familiares continua a ser	22%	21%	20%	37%
frequentes como de costume.				
Esta pandemia de covid-19 está a ter impacto	13%	15%	25%	49%
É também uma das principais causas psicológicas de				
sofrimento e incerteza entre o pessoal				
saúde				
Graças aos efeitos da vacina, os sintomas são	13%	15%	25%	47%
as formas menos perigosas e graves são menos frequentes.				
menos frequentes.				
Após a vacinação, é necessário manter a	10%	10%	12%	68%
barreiras (máscaras, gel hidroalcoólico),				

distanciamento) _

DISCUSSÃO

Desde o início da pandemia, os profissionais de saúde têm sido a primeira linha de defesa contra o SARS-COV-2. Desde o início da pandemia, os profissionais de saúde têm sido a primeira linha de defesa contra o SARS-COV-2, pelo que estão expostos a uma série de desafios: exaustão, triagem difícil de doentes, separação da família e estigmatização [7]. O tema do nosso trabalho foi a infeção por covid-19 entre os profissionais de saúde do Hospital Universitário de Gabès. O nosso estudo baseou-se num questionário enviado a 100 profissionais de saúde, com o objetivo de avaliar as características desta infeção e a gestão e utilização de equipamento de proteção.

I. Dados demográficos :

Durante o período de estudo, foram incluídos 100 funcionários. O rácio entre os sexos foi de 0,47, com uma predominância de mulheres (68%). Esta predominância foi também assinalada num estudo realizado com 135 profissionais de saúde que trabalhavam em unidades de vigilância sanitária da COVID-19 em Marrocos (predominância feminina de 57,0% com uma razão de sexo de 1,32). Num estudo descritivo realizado na cidade de Debretabor (Etiópia), entre 183 profissionais de saúde que participaram no inquérito, 67,76% dos participantes eram homens. [8]

No nosso estudo, 42% do pessoal interrogado tinha idades compreendidas entre os 25 e os 35 anos. No estudo efectuado em Marrocos, verificou-se uma predominância de 70,4% com mais de 40 anos. No mesmo estudo, os enfermeiros representavam apenas 14,8% da população estudada [9]. No entanto, no nosso estudo, a maioria eram enfermeiros (45%). Quando classificados por antiguidade, a maioria notável eram os que tinham mais de 10 anos de antiguidade (44%). Por outro lado, os resultados obtidos num inquérito realizado em Inglaterra mostraram que mais de dois terços dos 158 profissionais de saúde tinham mais de dez anos de antiguidade. [10]

Relativamente aos antecedentes da população estudada, verificou-se que a maioria (42%) não tinha antecedentes notáveis. No entanto, 50% tinham antecedentes de hipertensão, diabetes e doença pulmonar crónica. Este facto é semelhante a um estudo semelhante que envolveu 430 profissionais de saúde em Nabeul (diabetes (8 casos), hipertensão arterial (6 casos) e obesidade (7 casos) [11]. O nosso questionário dirigido a 100 pessoas foi distribuído a 10 serviços do Hospital Universitário de Gabés (Pneumologia, Doenças Infecciosas, Cardiologia, Medicina, Cirurgia Feminina e Masculina, Microbiologia, Urgência, SAMU e Radiologia), que nos parecem ser os serviços mais direta ou indiretamente afectados pela doença SARS COV2. Dentre esses serviços, o pronto-socorro foi o que apresentou a maior parte da nossa população (21%), o que não condiz com os resultados encontrados em Cameron, com uma pequena porcentagem de 3,3% [12].

II. Experiência e gestão da doença :

Com base no nosso estudo sobre a gestão da crise da COVID-19 no Hospital Universitário de Gabès, centrámo-nos nas experiências dos profissionais de saúde e na gestão da doença durante esta pandemia.

1. Experiência de doença :

No nosso estudo, verificámos que 82 funcionários tinham contraído a COVID-19, 69% dos quais eram do sexo feminino. Estes resultados estão quase em conformidade com os do estudo realizado num hospital universitário em Itália, onde, dos 64 prestadores de cuidados que contraíram a COVID-19, 43 (67,2%) eram mulheres [13]. Além disso, 46% dos inquiridos tinham contraído a doença mais do que uma vez. Num estudo semelhante realizado durante a primeira e segunda vagas em Paris, numa amostra de doentes, 3 em cada 7 pessoas tinham contraído covid mais do que uma vez (43%) [14]. Estes resultados mostraram que a recorrência desta doença não afecta apenas os profissionais de saúde, mas também os doentes, quase em igual medida, apesar de o pessoal estar mais protegido em termos de medidas preventivas. Dos profissionais inquiridos, apenas 6% eram assintomáticos. Este valor era de 27,4% num estudo semelhante realizado no Hospital Regional de Nabeul [11].

No mesmo estudo, em 72,6% dos doentes sintomáticos, os sinais clínicos mais frequentes foram a febre (61,2%), a tosse seca (30,6%) e a fadiga (41,9%). A anosmia e a agueusia foram menos frequentes, observadas respetivamente em 29% e 24% dos doentes [11]. No nosso estudo, os sinais clínicos mais comuns foram a cefaleia (24%), a febre (18%), a tosse (18%), as tonturas (16%) e a diarreia (11%). O tempo médio de aparecimento destes sintomas foi de 1 a 15 dias para uma maioria de 78%, com um atraso médio de 8 dias. Estes resultados mostram que os sintomas variam de pessoa para pessoa, o que também explica o facto de não existir uma regra formal para que todas as pessoas apresentem os mesmos sinais clínicos ou o mesmo atraso no seu aparecimento. De facto, o nosso estudo concluiu que estes sinais clínicos podem persistir mesmo após a recuperação. Entre a população inquirida, 68% referiram a presença de sequelas dominadas principalmente por tosse, tonturas e artromialgia. Neste contexto, a OMS afirmou que, num inquérito telefónico a adultos sintomáticos que testaram positivo para o SARS-CoV-2, 35% dos adultos não tinham regressado ao seu estado de saúde habitual 2 a 3 semanas após o teste e ainda sofriam de sequelas da doença [15].

2. Gestão da doença :

Os profissionais de saúde representam uma população de trabalhadores com risco acrescido de desenvolver uma infeção devido ao contexto e conteúdo específicos da sua atividade profissional. Um número muito elevado desta população incluída no nosso estudo estava contaminado com COVID-19. Esta contaminação foi maioritariamente detectada através de um teste PCR (45%) e em 13 foram utilizadas tomografias computorizadas para confirmar a presença da lesão em % dos casos. De acordo com os nossos resultados, o diagnóstico foi essencialmente efectuado pelo médico de urgência (41%). Na Argélia, a 30 de abril, para a região ocidental, uma proporção quase idêntica de 51,2% dos doentes hospitalizados tinha um teste PCR+ para o SARS COV2 [16]. Esta comparação entre os profissionais de saúde na Tunísia e os doentes na Argélia ajudou a demonstrar que o teste PCR era o teste mais utilizado no Norte de África e em todo o mundo. No nosso estudo, apenas 4% da população infetada necessitou de hospitalização. O tratamento foi maioritariamente sintomático (34%). Para uma maioria de 49% da população-alvo, a infeção exigiu uma média de 10 dias de repouso. Num inquérito semelhante efectuado pelos médicos do hospital regional de Nabeul, todos os agentes foram confinados aos seus domicílios e não foi necessária qualquer hospitalização. O tratamento baseou-se em Azitromicina, Vitamina C, Zinco e Paracetamol. A evolução foi favorável em todos os casos. A duração média da ausência foi de 13,7 dias, com extremos que vão de 11 a 28 dias [11].

Durante o período do surto, e apesar desta elevada taxa de infeção, verificou-se uma notável predominância de um bom cumprimento da contenção (89%). Apesar disso, uma percentagem significativa do pessoal transmitiu a doença aos seus familiares e colegas. É de salientar que o modo de contaminação da maioria do pessoal (80%) foi intra-hospitalar, em contacto com doentes e colegas. Esta situação é compatível com os estudos de Nabeul, que concluíram que 58 membros do pessoal (93,5%) foram infectados no hospital, 32 membros do pessoal (51,6%) estiveram em contacto com um doente suspeito ou positivo e 26 membros do pessoal (41,9%) estiveram em contacto com um colega positivo [11].

A COVID-19 foi uma pandemia que afectou muitos países em todo o mundo, resultando num elevado número de mortes. No nosso estudo, 42% das mortes devidas à pandemia de COVID-19 ocorreram no seio das suas famílias. Em Itália, em abril, cerca de 10 000 profissionais de saúde foram infectados e 74 morreram [17].

O pessoal de saúde é altamente vulnerável à infeção pela COVID-19 devido a uma série de factores: doentes assintomáticos ou com sintomas atípicos, relações estreitas entre o pessoal hospitalar que partilha as mesmas instalações, o que por vezes torna difícil manter uma distância adequada.

III. Medidas de proteção contra a covid-19 e sua aplicação nos serviços hospitalares:

As doenças infecciosas representam um risco acrescido, em primeiro lugar para os profissionais de saúde, mas também para as pessoas que lhes estão próximas. Este facto sublinha a importância da contenção, que constitui um instrumento de prevenção muito importante, a par da vacinação. Mas apesar de todas estas medidas, não podemos ignorar a possibilidade de infetar um familiar ou um colega. Devido a este risco de contaminação hospitalar e ao facto de o confinamento e a vacinação não serem os únicos meios de proteção dos profissionais de saúde, foi necessário acrescentar outras medidas de proteção a nível hospitalar.

1. Distribuição e utilização de medidas de proteção :

Em Marrocos, apenas 17,0% dos profissionais de saúde estavam satisfeitos com os recursos disponibilizados pelas autoridades sanitárias para desempenharem as suas funções na resposta à pandemia de COVID-19 [9]. Por outro lado, num estudo descritivo realizado em Nabeul, no qual foram inquiridos 430 profissionais de saúde, trinta e sete trabalhadores (60% do pessoal afetado) consideraram que o equipamento de proteção individual não estava disponível em quantidades suficientes, enquanto 25 profissionais de saúde (40%)

consideraram que este equipamento era mal utilizado [11]. No nosso estudo, 20% do pessoal interrogado considerou que a distribuição das medidas de proteção era ideal. O uso de máscaras é uma das principais medidas que contribuem para reduzir a transmissão e salvar vidas [12]. No entanto, no nosso estudo, 70% utilizaram máscaras cirúrgicas, combinadas ou não com outro tipo de máscara (FFP2, lavável, viseira de proteção ou outra). Neste contexto, foi dada ênfase à duração da utilização da máscara, que variou consoante o tipo. Para 42 utilizadores de máscaras cirúrgicas, a duração situa-se entre 6 e 12 horas, para a máscara FFP2, um número de 24 pessoas utilizou-as por um período entre

2 e 6 horas e para a máscara lavável foi observada uma concordância entre os dois intervalos,

3 pessoas utilizam a máscara lavável entre 6 e 12 horas e 3 utilizam estas máscaras entre 1 e 3 dias.

2. Hábitos hospitalares :

O uso de uma máscara bem ajustada é uma das medidas que cada um de nós deve aplicar, juntamente com o distanciamento físico, evitando espaços fechados, locais com muita gente e locais onde o contacto é muito próximo. Para além de ventilar os espaços interiores, lavar as mãos regularmente e usar um lenço ou a dobra do cotovelo para cobrir os espirros e a tosse [18].

No nosso estudo, obtivemos resultados que realçam estas medidas. Assim, 68% dos profissionais de saúde insistiram nas medidas de barreira, como o uso de máscaras, a utilização de gel hidroalcoólico, a lavagem regular das mãos e o distanciamento do pessoal entre si, com os doentes ou com os seus cuidadores. De acordo com os nossos resultados, 56 inquiridos afirmaram que os seus colegas respeitavam os procedimentos de proteção. No entanto, um número não negligenciável de 32% do pessoal de saúde não estava interessado nestas medidas e poderia, por conseguinte, ser um vetor de transmissão do vírus. Entre as observações do estudo de Nabeul, apesar do elevado nível de sensibilização das equipas, parece que o modo de contaminação mais frequente entre o pessoal de saúde pode ser explicado essencialmente por uma prevenção inadequada (não utilização de máscaras, ausência de distanciamento, lavagem deficiente das mãos) [11].

Para além da distribuição dos meios de proteção, o hospital é responsável pela distribuição espacial e horária do pessoal de saúde para limitar a sobrelotação, o que foi confirmado por mais de metade dos inquiridos (56%). O efeito da rotação do pessoal nesta pandemia é também confirmado por um estudo realizado em Marrocos, no qual as pessoas que trabalhavam mais de 40 horas por semana eram as mais afectadas pela EE (43,9%) e pela DP (20,7%). [9]

IV. Avaliação das medidas de medidas de precaução e impacto dos efeitos psicológicos da covid-19 nos profissionais de saúde :

1. Avaliação das medidas de precaução :

Independentemente da posição ou do grau, todos os indivíduos tinham um risco de contaminação em instalações não hospitalares (supermercados, restaurantes, etc.). No entanto, para todos os funcionários do hospital, para além da contaminação extra-hospitalar, existia um risco elevado de contaminação nas instalações comuns do hospital. De acordo com os nossos resultados, 32 membros do pessoal confirmaram que foram tomadas medidas preventivas nestes locais. Esta situação difere dos resultados obtidos por Chaouki Mrazguia no hospital regional de Nabeul, onde 40 (64,5%) membros do pessoal não usavam máscaras ou usavam-nas ocasionalmente nestes locais. A lavagem rigorosa das mãos e o distanciamento social correto entre colegas só foram referidos em 30 (48,3%) e 42 (67,7%) trabalhadores, respetivamente [11]. No mesmo contexto, foi efectuado um estudo por C. Olivier que também concordou com os nossos resultados. Verificou-se que 870/1146 (76%) prestadores de cuidados declararam ter participado em reuniões de trabalho, 558/870 (64%) nunca usaram máscaras ou usaram-nas por vezes. Na sala de repouso, durante as pausas, 1235/1446 (85%) profissionais de saúde não usavam máscaras ou usavam-nas ocasionalmente [19].

Apesar das medidas preventivas, as visitas de familiares continuam a ser frequentes como habitualmente, e mais de metade da população estudada concorda com este facto e não se apercebe do risco provável de transmissão. Isto representa um perigo que pode afetar o bem-estar dos prestadores de cuidados e permitir a propagação do vírus dentro e fora dos hospitais. Durante esta epidemia, as medidas de proteção contra a covid-19 foram menos utilizadas no tratamento de doentes com sintomas atípicos. Conclui-se, portanto, que o não cumprimento das medidas de barreira e a não utilização de equipamentos de proteção contribuíram para um grande número de casos de contaminação entre os profissionais de saúde. Os nossos resultados são idênticos aos de um estudo semelhante realizado por Shneider et al, que concluiu que os profissionais de saúde são altamente susceptíveis à infeção por Covid-19 devido a vários factores: doentes assintomáticos ou doentes com sintomas atípicos, relações estreitas entre trabalhadores hospitalares que partilham as mesmas instalações e, por vezes, dificuldade em manter uma distância adequada [20].

2. O impacto psicológico da covid-19 nos profissionais de saúde :

É verdade que esta pandemia de covid-19 está a ter um grande impacto psicológico. Está a causar um grande sofrimento e incerteza entre os profissionais de saúde. Nos nossos resultados, 49% do pessoal confirmou este sofrimento. Neste contexto, o hospital marroquino enfrentou problemas em termos de desmotivação do pessoal, desgaste psicológico, redução da moral da equipa e stress profissional. Estes resultados estão em consonância com um estudo realizado em 34 hospitais na China, que revelou que uma proporção considerável de cerca de 1300 profissionais de saúde relatou sintomas de depressão, ansiedade, insónia e stress. [21]

A este respeito, um estudo realizado em Cameron, numa amostra de 332 trabalhadores do sector da saúde, revelou pontuações elevadas de ansiedade (41,8%) e depressão (42,8%). A comorbilidade entre ansiedade e depressão foi estimada em 14,73% [12]. De facto, esta epidemia tem um efeito nefasto: excesso de trabalho, risco elevado de contaminação, repercussões negativas nos profissionais de saúde e até depressão.

3. A vacina contra a covid-19 :

A vacinação dos profissionais de saúde é uma prioridade em vários países. A disponibilidade de equipamento de proteção individual, a sua utilização correcta, o rastreio em massa dos casos de contacto e o seu isolamento continuam a ser os elementos-chave para proteger o pessoal e os doentes. A maioria da população (72%) confirma que, graças à vacinação, os sintomas são menos perigosos e as formas graves da doença são menos frequentes. Mesmo após uma vacinação correcta e completa, é importante manter as medidas de barreira (uso de máscara, gel hidroalcoólico, distanciamento, etc.). De acordo com um estudo realizado com adultos canadianos, as recomendações de saúde pública relativas ao uso de máscaras, ao distanciamento físico e à lavagem frequente das mãos devem continuar a ser observadas durante a implementação dos programas de vacinação, dada a elevada prevalência de factores de risco na população canadiana. [22]

V. Limites do estudo :

Dado que o estudo envolveu profissionais de saúde de 10 departamentos do Hospital Universitário de Gabès, a interpretação e generalização dos resultados a todos os profissionais de saúde tunisinos deve ser cuidadosamente discutida, uma vez que o nosso estudo não foi dirigido a todos os profissionais de saúde que trabalham no hospital. Os dados do nosso estudo foram preenchidos pelos próprios participantes, o que pode representar um viés que é comum neste tipo de estudo. No entanto, este viés foi minimizado pela natureza anónima e confidencial do nosso estudo.

RECOMENDAÇÕES

Dado que o número de novos casos positivos de Covid-19 é baixo, é aconselhável aproveitar esta situação para reforçar o pessoal do Hospital Universitário de Gabès (enfermeiros, auxiliares de enfermagem, médicos de cuidados intensivos, médicos de emergência, técnicos) para estarem preparados em caso de uma nova vaga. A crise da Covid-19 tem de ser gerida e os responsáveis pelas falhas têm de ser processados. Recomenda-se vivamente o aumento do financiamento para melhorar as infra-estruturas de saúde, a fim de evitar problemas com as medidas de precaução no caso de outras pandemias. Propomo-nos privilegiar este tipo de estudos para realçar os enormes esforços desenvolvidos pelos profissionais de saúde durante esta pandemia.

CONCLUSÃO

A pandemia de coronavírus (COVID-19) espalhou-se rapidamente por todo o mundo a partir de janeiro de 2020, confinando populações inteiras, enchendo os hospitais com um número maciço de doentes com formas graves da doença e conduzindo a um aumento dramático da mortalidade nos próprios serviços de saúde [23]. A pandemia de SARS-CoV-2 está a afetar pessoas em todo o mundo, em particular as que correm um elevado risco de infeção, principalmente os profissionais de saúde, que são a primeira linha de defesa contra esta pandemia. Suscita grandes preocupações quanto ao risco de transmissão aos doentes, por um lado, e aos colegas e familiares, por outro. Este contexto levou-nos a realizar um estudo descritivo transversal numa amostra de 100 profissionais de saúde de dez serviços do hospital regional de Gabès, utilizando um questionário. Esta crise sanitária teve um grande impacto no nosso sistema de saúde. Por um lado, os profissionais de saúde tiveram de fazer face a uma grande pressão e a uma enorme quantidade de informação para gerir esta pandemia da forma mais eficaz possível. Por outro lado, a distribuição das medidas de proteção, que foram variáveis para os dez serviços seleccionados, foram utilizadas de acordo com as necessidades do serviço e as convicções do pessoal, e também dependeram do estado do prestador de cuidados (suspeito, positivo ou negativo covid19). Os nossos resultados evidenciam o impacto tanto físico como psicológico da carga de trabalho e das condições individuais, sociais e profissionais. Devem ajudar-nos a compreender a vulnerabilidade dos prestadores de cuidados ao sofrimento psíquico face a esta crise sanitária. Este período difícil foi marcado pela solidariedade entre o pessoal de cuidados e os civis, através da motivação moral, da educação e da consolação, bem como pelo trabalho em equipa e pelo espírito de colaboração. Em conclusão, outras medidas como uma alimentação equilibrada, um horário de rotação bem pensado e o apoio psicológico são essenciais para a prevenção e a gestão da COVID-19 nos profissionais de saúde.

BIBLIOGRAFIA

[1] Hongzhou, L., Stratton, C., & Yi-Wei Tang,Y. (2020). Surto de pneumonia de etiologia desconhecida em Wuhan, China: O mistério e o milagre. J Med Virol.92:401-2.

[2] COVID-19-Cronologia da ação (2020). https://www.who.int/fr/news/item/29-06-2020-covidtimeline.

[3] Sohrabi, ., Alsafi, Z., Neill, N., Khan, M., Kerwan, Al-jabir, A., .& Agha, R. (2020). A Organização Mundial da Saúde declara emergência global: Uma revisão do novo coronavírus de 2019 (COVID-19). Int J Surg. 76,71-6.

[4] Chakroun, H., Ben Lasfar, N., Fall, S., Abid, M., El Moussi, A., & Abid, S. Primeiro caso de COVID-19 importado e confirmado na Tunísia. La Tunisie Medicale 2020;98:258-60.

[5] De Serres, G., Carazo, S., Lorcy, A., Villeneuve, J., Laliberté, D., Martin, R..& Dionne,M. (2020). Inquérito epidemiológico aos profissionais de saúde afectados pela COVID-19 na primavera de 2020. 500,12592 -3061.

[6] Perisetti, A., Gajendran, M., Mann, R., Elhanafi, S., & Goyal, H. (2020). Covid-19 doença extraoulmonar - consideração especial gastrointestinal e hepática. Dis Mon. 66(9): 101064.

[7] Chersich, MF., Gray, G., Fairlie, L., Eichbaum, Q., Mayhew, S., & Allwood, B. (2020) COVID-19 em África: cuidados e proteção para os profissionais de saúde da linha da frente. Global Health.16(1), 46.

[8] Thirumalaisamy, P., Velavan1,2,3* e Christian, G., & Meyer1,2,3*. (2020). A epidemia d e   COVID-19.25, 278-280 .

[9] Kapasaa, R ., Hannounb, A., Rachidi , S., Ilungaa , M., Toirambea , S., Tadya, C., & Khalis,M .(2021). Évaluation du burn-out chez les professionnels

de santé des unités de veille sanitaire COVID-19 au Maroc.28, 524-534 .

[10] Prescott, K., Baxter, E., Lynch, C., Jassal, S., Bashir, A., Gray, J. (2020). COVID-19: quão preparados estão os profissionais de saúde da linha de frente na Inglaterra? J Hosp Infect. 104(2), 105-5.

[11] Mrazguia, C., Aloui, H., Fenina, E., Boujnah, A., Sonia Azzez,S., & Amel Hammami,A.(2021). L'infection par le COVID-19 chez le personnel de santé à l'Hôpital Régional de Nabeul : épidémiologie et circonstances de transmission. 4(11).

[12] Piere,C., Roger, F., & Ggautier,S.(2021). Ansiedade e depressão associadas à gestão da COVID-19 entre os profissionais de saúde nos Camarões. 86,131-139 .

[13] Monopoli,G., Marinoa, R., Caldi,F., Fallahi , P., Perretta,S., Cosentinoc,F., .& Foddis, R.(2022). Diferentes resultados clínicos da COVID-19 no pessoal de enfermagem masculino e feminino num hospital universitário em Itália. 10, 1775-8785.

[14] Jihane,El., Mekki,N., Deschamps ,L. V.(2021). Recorrência de "dedos do pé COVID" após recontagem com SARS-CoV-2.1 (8), 239-A40.

[15] Sakhi, H., Chawki, S., buchard, A., Dardim, K., Boulanger ,C., Mokthar, C., .& Karoui, El.(2020). Os efeitos a longo prazo da COVID-19. 17(5), 269-270.

[16] Hannouna, D., Boughoufalaha, A., Hellala, H., Meziania, K., Lazazi Attiga, A , Aït Oubellia, K., .& Rahal, L.(2020°. Covid-19: Situação epidemiológica e evolução na Argélia. 5(1), 2543-3555.

[17] Chersich MF, Gray G, Fairlie L, Eichbaum Q, Mayhew S, Allwood B et al. COVID-19 em África: cuidados e proteção para os profissionais de saúde da linha da frente. Saúde Global. 16(1), 46.

[18] Organização Mundial da Saúde. (2022). https://www.who.int/fr/emergencies/diseases/novel-coronavirus-2019/question-

and-answers- hub/q-a-detail/coronavirus-disease-covid-19-masks.

[19] Olivier, C., Bouvert, E., Abiteboul, D., Lolom, I., &, G. (2020). Médecin et Maladies Infectieuses. 50(6),31-199.

[20] Schneider, S., Piening, B., Nouri-Pasovsky,PA., Krüger. AC, Gastmeier, P., & Aghdassi,S. (2020). Os casos de SARSCoronavírus-2 em profissionais de saúde podem não ter origem regular nos cuidados prestados aos doentes: Lessons from a university hospital on the underestimated risk of healthcare worker to healthcare worker transmission. Antimicrob Resist Infect Control. 9(1),192.

[21] GARNIER,A., VAUCHER,G., BIANCHI,C., KRAEGE,V., MÉAN ,M., CASTIONI,J.,.&VOLLENWEIDER,P.(2020). Impactos organizacionais e desafios clínicos da pandemia COVID-19 para um serviço hospitalar universitário de medicina interna. 16, 869-74.

[22] Finlay, A., McAlister, MD MSc, Tracey Bushnik, MBA, Alexander, A., Leung, MD MSP, & Lynora, S. (2021). Priorização da vacinação COVID-19 com base na prevalência de fatores de risco entre adultos no Canadá. 193(22), 823-828.

[23] El-Hagea,W., Hingrayc, C., Lemogne,C., Yrondif,A., Brunault,P., Bienvenu,T., Aouizerate, B. (2020). Profissionais de saúde que enfrentam a pandemia da doença do coronavírus 2019 (COVID-19): Quais são os riscos para a saúde mental.46(3) 573-580.

APÊNDICES

Questionário Estas perguntas ajudar-nos-ão no nosso estudo, pois contamos com as suas respostas sinceras, que serão exactas e honestas.

I. Identificação e dados socio-demográficos :

1) Qual é o seu tipo?

o Feminino

o Masculino

2) Que idade tens?

3) Tem um ou mais antecedentes médicos e/ou cirúrgicos?

o HTA

o Diabetes

o Doença cardíaca

o Patologias neoplásicas

o Doenças pulmonares crónicas

o Ou outros:

o Um historial de cirurgia

Se sim :

4) Qual é o seu posto de trabalho?

o Médico

o Enfermeira

o Técnico

o Trabalhador

5) Há quanto tempo está na empresa?

o Menos de 5 anos

o Entre 5 e 10 anos

o Mais de 10 anos

o Outros

6) Em que departamento do hospital trabalha?

II. Experiência e gestão da doença :

1. Já apanhaste o covid_19?

o Sim

o Não

2. Quantas vezes já apanhou esta pandemia :

3. Quais os sintomas ou sinais da doença que sentiu?

o Febre

o Tosse

o Diarreia

o Dor de cabeça

o Vertigem

o Ou outros: .

o Assintomático (por despistagem)

4. Como é que foi feito o diagnóstico?

o PCR

o Teste rápido

o Scanner

5. O diagnóstico foi feito por?

o O médico de urgência

o O médico de família

o O médico que efectua o encaminhamento

o Sem consulta

o Ou outro :

6. Quanto tempo duraram os seus sintomas?

7. Qual é o prazo para regressar ao trabalho?

8. Continua a ter sintomas ou sinais da doença mesmo após a recuperação?

o Sim

o Não

Em caso afirmativo, quais?

o Artromialgia

o Dores de cabeça

o Tosse

o vertigem

o ou outro :

9. Gerir o quadro clínico necessário?

o Hospitalização

o Tratamento domiciliário

10. Respeitou corretamente o confinamento?

o Sim

o Não

11. Que tipo de tratamento está a fazer?

o Sintomático (antipirético, analgésico, antiemético)

o Antibióticos (amoxicilina, azitromicina, cefalosporina, etc.)

o Anticoagulante

o Oxigenoterapia

o ou outro: ....

Na sua opinião, o modo de contaminação foi através de :

o O hospital

o Em casa

o Amigos e colegas

o Ou outro: ....

13. Contaminou um membro da sua família ou colegas?

o Sim

o Não

Em caso afirmativo, quantas pessoas foram contaminadas?

14. Foi vacinado contra a covid-19?

o Não

o Sim : Tipo...

15. Tem algum familiar ou amigo que tenha morrido devido à **epidemia de covid-19?**

o Sim

o Não

III. Medidas de proteção contra a covid-19 e sua aplicação nos serviços hospitalares :

1. A distribuição das medidas de proteção está adaptada às necessidades do seu serviço?

o Ideal

o Média

o Errado

2. Que tipo de máscara utiliza quando trabalha com doentes?

o Máscara FFP2

o Máscara FFP com válvula de exalação

o Máscaras cirúrgicas

o Viseiras de proteção (proteção facial)

o Máscara lavável

o ou outro :...

3. Em média, qual é o tempo máximo que se pode utilizar uma única máscara?

Tipo

4. O processo de segurança no seu serviço insiste em medidas de barreira (uso de máscaras, gel hidroalcoólico, distanciamento, etc.) para o pessoal, os

doentes, os seus cuidadores e visitantes, etc.

o Sim

o Não

5. No seu serviço, os seus colegas respeitam os procedimentos de proteção?

o Nunca

o Por vezes

o Frequentemente

o Sempre

6. Atribuição de tempo e espaço no ambiente de trabalho para limitar

a pegada está correcta?

o Sim

o não

IV. Avaliação das medidas de precaução e do impacto psicológico da covid-19 nos profissionais de saúde :

1 : não, de modo algum2 : não, de modo algum3 : sim, de modo algum4 : sim, completamente

	1	2	3	4
As medidas preventivas aplicadas pelo pessoal de saúde são respeitadas nas áreas comuns do hospital (sala de repouso, bengaleiro, sala de refrescos, etc.)				
Para os pacientes com sintomas atípicos, as medidas de proteção contra a covid-19 são respeitadas				
O pessoal hospitalar utiliza ocasionalmente máscaras em instalações não hospitalares (supermercados, restaurantes, etc.)				
Durante esta epidemia, as visitas dos familiares continuam a ser frequentes como habitualmente.				
Esta pandemia de covid-19 está a ter um grande impacto psicológico, causando sofrimento e ansiedade. incerteza entre os profissionais de saúde				
Graças aos efeitos da vacina, os sintomas são menos perigosos e é menos provável que ocorram formas graves.				
Após a vacinação, é necessário manter as medidas de barreira (uso de máscaras, gel hidroalcoólico, distanciamento, etc.)				

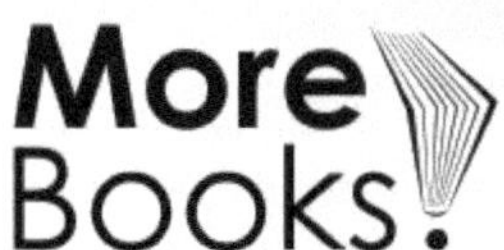

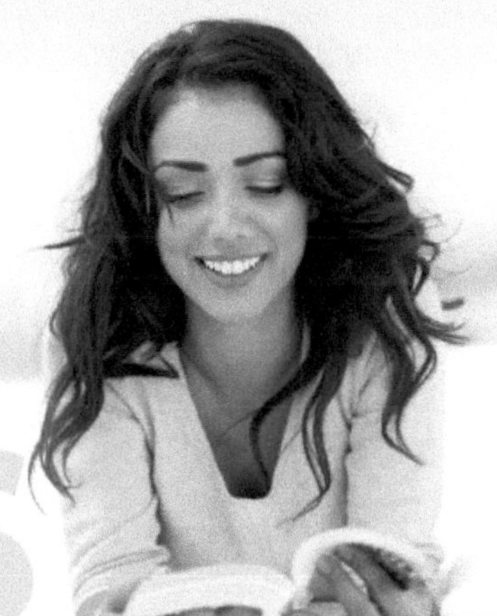

yes
I want morebooks!

Buy your books fast and straightforward online - at one of world's fastest growing online book stores! Environmentally sound due to Print-on-Demand technologies.

Buy your books online at
www.morebooks.shop

Compre os seus livros mais rápido e diretamente na internet, em uma das livrarias on-line com o maior crescimento no mundo! Produção que protege o meio ambiente através das tecnologias de impressão sob demanda.

Compre os seus livros on-line em
www.morebooks.shop

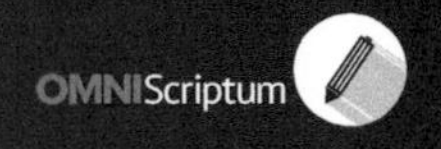

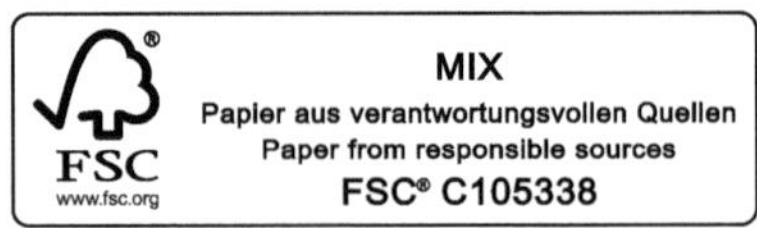

Printed by Books on Demand GmbH, Norderstedt / Germany